Todo sobre Neumonía

Síntomas, causas, tipos, etapas y tratamiento

Dra. Sheila Harrison

Descargo de responsabilidad

Este contenido sirve para proporcionar información general sobre la enfermedad y tiene como objetivo capacitarlo para buscar asistencia médica inmediata si es necesario para prevenir complicaciones. Es fundamental recalcar que esta información no sustituye la consulta a un médico calificado. El campo de la ciencia médica evoluciona continuamente y, debido a la naturaleza dinámica del conocimiento médico, recomendamos buscar asesoramiento de expertos si encuentra alguna inconsistencia o tiene la intención de tomar medidas basadas en la información de este contenido. Nunca ignore la orientación médica profesional ni retrase el tratamiento basándose en algo que haya leído en línea, incluido este material, o de cualquier otra fuente en línea. Recuerda siempre que Internet no puede curarte; más bien, la curación se produce a través de la guía de profesionales médicos y la providencia de Dios.

Tabla de contenidos

Sección 1

Cómo funcionan nuestros pulmones

La función principal de nuestros pulmones es sacar el dióxido de carbono del torrente sanguíneo para que podamos exhalar como producto de desecho, y llevar oxígeno (la sustancia química esencial para la salud de cada parte de nuestro cuerpo) del aire a nuestros pulmones. sangre.

Cuando respiramos, respiramos aire por la nariz y la boca. Este aire viaja por nuestra tráquea o tráquea hasta nuestros pulmones. Las vías respiratorias continúan modificándose en cada lóbulo y luego en ramas más pequeñas. Al final de cada una de las ramas más pequeñas hay haces de sacos de aire, llamados alvéolos. Los alvéolos están rodeados por una red de finos vasos sanguíneos. La sangre que ha distribuido oxígeno por todo el cuerpo regresa al corazón agotada de nutrientes y es bombeada hacia los finos vasos de los tejidos de los pulmones. Luego puede excretar dióxido de carbono, recoger oxígeno y luego regresar al corazón, donde la sangre rica en oxígeno puede bombearse nuevamente por todo el cuerpo. Este ciclo continúa a lo largo de nuestras vidas con cada latido del corazón. Con cada respiración, asimilamos microbios: bacterias, virus y esporas de hongos.

Afortunadamente, nuestros pulmones tienen varias líneas de defensa para garantizar que estos microbios no causen ningún problema grave. Algunos se quedan atrapados en la humedad y las mucosas de la nariz y la boca y se filtran a través de los finos pelos del interior de la nariz. Las células microscópicas del revestimiento de nuestro sistema respiratorio expulsan estas partículas del sistema. Nuestros pulmones también están revestidos de una fina mucosa que actúa como una barrera protectora y el sistema inmunológico proporciona células que identifican y destruyen cualquier microbio que entre.

A veces, sin embargo, el sistema de defensa natural de nuestro organismo no es suficiente. Ciertos microbios son particularmente buenos para cruzar esas barreras. Algunas condiciones de salud también pueden debilitar nuestro sistema de defensa y facilitar que esto suceda. Cuando hay suficientes microbios colonizando nuestro tejido pulmonar, comienzan a afectar nuestra función pulmonar. Nuestro sistema inmunológico responde, llenando nuestros tejidos con líquidos y células combatientes del sistema inmunológico. Esto provoca hinchazón o inflamación, lo que restringe la cantidad de tejido que puede utilizarse para el intercambio de gases.

Cuando tenemos una función pulmonar reducida, a nuestro cuerpo le resulta más difícil obtener suficiente oxígeno y expulsar suficiente dióxido de carbono. Nuestros cuerpos automáticamente intentan compensar esto aumentando el ritmo cardíaco y respirando más fuerte y más rápido. Si nuestra función pulmonar se ve seriamente afectada, podemos desarrollar una acumulación de dióxido de carbono en el cuerpo que se convierte en una condición llamada acidosis, donde nuestra sangre es literalmente más ácida de lo que es saludable. Nuestros riñones intentarán entonces compensar esto, lo que afectará a la función de todos los órganos esenciales del cuerpo. Esta respuesta sistémica que afecta a todo el cuerpo se conoce como sepsis y puede ser mortal.

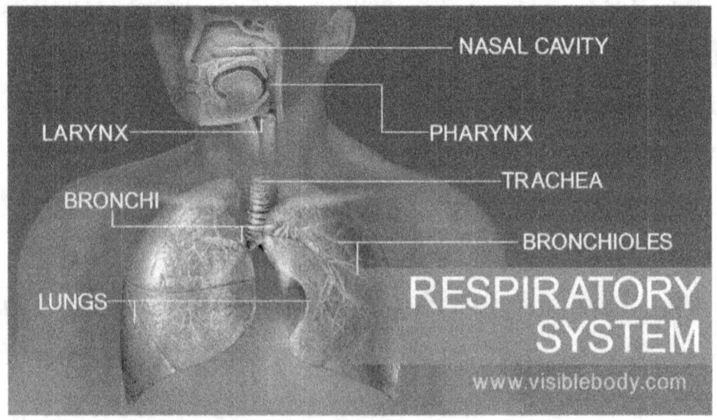

Sección 2

¿Qué es la neumonía?

La neumonía es una infección en nuestro pulmón o pulmones que causa inflamación de los tejidos del pulmón. También podemos hablar de personas que tienen una "infección del pecho" o una infección del tracto respiratorio inferior ("LRTI"), cualquiera de las cuales puede ser neumonía. La neumonía es una enfermedad pulmonar que hace que los alvéolos de uno o ambos pulmones se inflamen. Puede producir tos con pus, fiebre, escalofríos y dificultad para respirar y los sacos de aire se acumulan con líquido o pus. Diferentes tipos de microbios, incluidas bacterias, virus y hongos, pueden causar neumonía.

Hinchazón de los delicados tejidos del pulmón.

La gravedad de esta afección puede ser desde menor hasta potencialmente mortal y, en ocasiones, se produce la muerte. Los bebés, los niños pequeños, las personas mayores de 65 años y las personas con problemas de salud o sistemas inmunológicos débiles corren un mayor riesgo. El tipo más común de neumonía, la neumonía bacteriana, es más grave que otros tipos y presenta síntomas que requieren atención médica. Los síntomas de la neumonía bacteriana pueden aparecer de forma gradual o inesperada. La fiebre puede ser peligrosamente alta, con temperaturas de 105 grados Fahrenheit, con sudoración excesiva y respiración rápida, y la frecuencia cardíaca también puede aumentar.

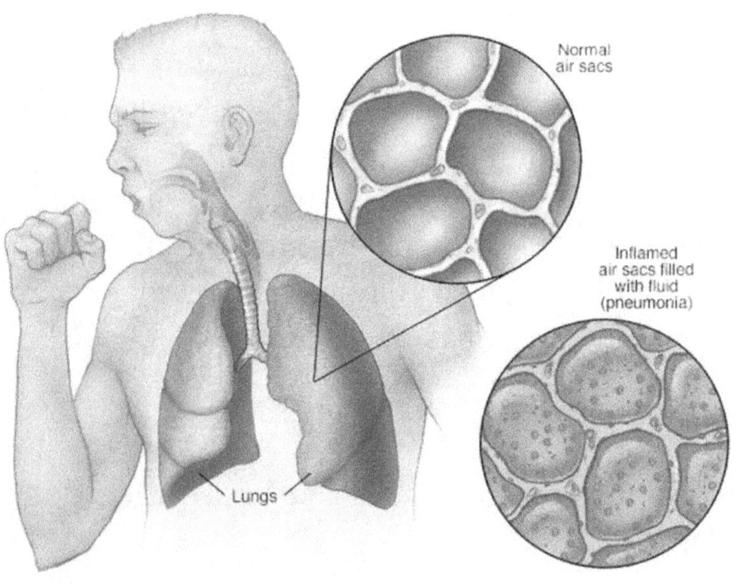

Debido a la deficiencia de oxígeno en la sangre, los labios y las uñas pueden volverse azulados. La condición mental de un paciente puede resultar confusa o modificada. Los síntomas de la neumonía viral suelen aparecer unos días después de la infección. La mayoría de los síntomas empeoran en uno o dos días, con tos creciente y dificultad para respirar.

La neumonía puede volverse grave y causar complicaciones potencialmente mortales, como sepsis o abscesos en el pulmón. La neumonía puede ser causada por un virus, una bacteria y, ocasionalmente, un hongo. La respuesta inmune del cuerpo a una infección provoca inflamación de los tejidos de los alvéolos, los pequeños sacos de los pulmones donde se intercambian los gases.

Los ancianos*(junto a niños pequeños)*son los más susceptibles a ello. Esto puede deberse a problemas de salud subyacentes o sistemas inmunológicos debilitados.

Para comprender la neumonía, es útil comprender cómo funcionan nuestros pulmones.

Sección 3

¿Qué causa la neumonía?

La neumonía es una infección causada por un microbio o "germen".

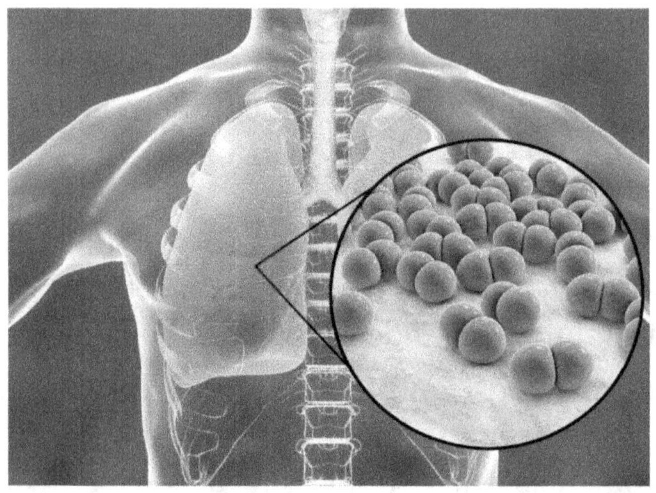

Los sacos de aire podrían eventualmente llenarse de pus y líquidos como resultado de la inflamación, lo que provocaría síntomas de neumonía. La neumonía por estreptococos es la causa más frecuente de neumonía bacteriana.

Este microbio puede ser:

- **Bacteriano:** Hay varios tipos de bacterias que pueden causar neumonía. La mayoría de las neumonías adquiridas en la comunidad y todas las neumonías por aspiración son causadas por bacterias. La neumonía bacteriana generalmente se puede tratar bien con un tratamiento con antibióticos.

- **Viral:** El tipo de virus más común que causa neumonía en adultos es el virus de la influenza o "gripe". Los virus no se ven afectados por los antibióticos. En los niños, la neumonía suele ser causada por un virus llamado "RSV".

- **Hongos:** La neumonía también puede desarrollarse a partir de una infección que se contrae al respirar las esporas de ciertos tipos de hongos. Esto es menos común, pero cuando ocurre, tiende a ocurrir en personas que ya tienen un sistema inmunológico comprometido.

Otras causas de la afección incluyen:

- **Mycoplasma pneumoniae:** *Mycoplasma pneumoniae* Las bacterias comúnmente causan infecciones leves del sistema respiratorio (las partes del cuerpo involucradas en la respiración). A veces, estas bacterias pueden causar infecciones pulmonares más graves que requieren atención en un hospital. Una buena higiene es importante para ayudar a disminuir la propagación deL. *neumonía y* otros gérmenes respiratorios.

- **Haemophilus influenzae:** La enfermedad de Haemophilus influenzae es el nombre de cualquier enfermedad causada por una bacteria llamada H. influenzae. Algunas de estas enfermedades, como las infecciones del oído, son leves, mientras que otras, como las infecciones del torrente sanguíneo, son muy graves. A pesar del nombre, H. influenzae no causa influenza (gripe). Las vacunas pueden prevenir un tipo de enfermedad por H. influenzae (tipo b Hib).

- **Legionella pneumophila:** La bacteria Legionella puede causar un tipo grave de neumonía (infección pulmonar) llamada enfermedad del legionario. La bacteria Legionella también puede causar una enfermedad menos grave llamada fiebre de Pontiac.

- Infección por el virus de la parainfluenza humana (HPIV) y el metapneumovirus humano (HMPV)

- La varicela y el sarampión aumentan el riesgo

- Infección por adenovirus

- Infección con coronavirus

Sección 4

¿La neumonía es contagiosa?

Los microbios que causan neumonía pueden transmitirse de persona a persona, especialmente aquellos que causan neumonía viral. Algunos microbios también pueden transmitirse de otros animales a los humanos. Las bacterias también pueden introducirse en los pulmones cuando alguien inhala accidentalmente alimentos o líquidos. Estos microbios pueden causar infecciones pulmonares.

Sin embargo, es importante tener en cuenta que la exposición a los microbios que pueden causar neumonía no significa necesariamente que usted se enfermará y, si se enferma, no necesariamente se convertirá en neumonía. A veces nuestra respuesta inmune natural puede evitar que los microbios infecciosos causen problemas graves, pero otras veces las infecciones pueden volverse graves. La combinación de una infección grave y la respuesta de nuestro propio sistema inmunológico es lo que causa la neumonía.

Las personas con mayor riesgo de sufrir infecciones y complicaciones deben tener especial cuidado para evitar personas o situaciones en las que estarán expuestas a los microbios que causan infecciones. Como los insectos que causan la neumonía son contagiosos, las personas que viven en espacios reducidos tienen un mayor riesgo de contraer neumonía. Esto incluye a las personas que viven en cuarteles militares, residencias para estudiantes y residencias de ancianos. Las personas que residen en residencias de ancianos también tienen más probabilidades de tener otros factores de riesgo.

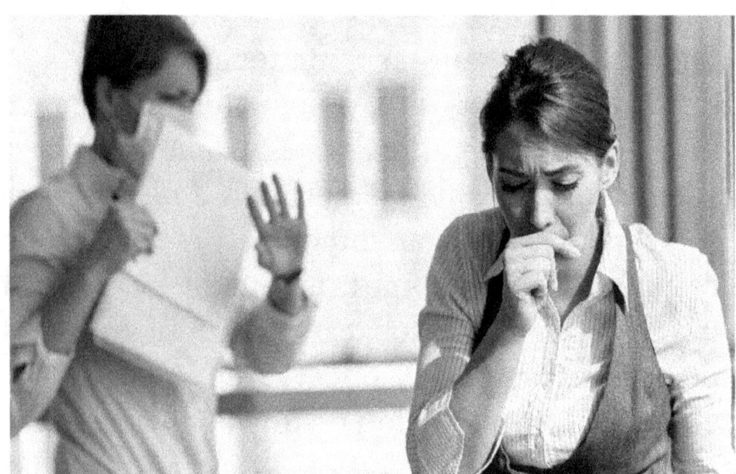

Sección 5
Síntomas de neumonía

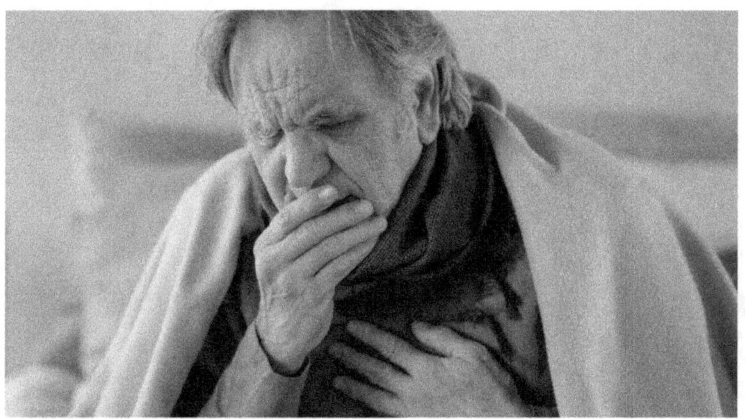

Los signos de neumonía en adultos mayores pueden ser diferentes en comparación con otros grupos de edad.

Como tal, estos son algunos de los posibles síntomas que uno puede experimentar.

- Sensación de debilidad o mareos, que puede provocar que una persona se caiga.
- No tener fiebre ni un cambio significativo de temperatura corporal.
- Experimentar confusión
- Cambio en la capacidad para realizar actividades diarias.
- Experimenta dificultad para orinar.

- Sufrir falta de apetito.

- Empeoramiento de las condiciones de salud existentes.

Como estos signos pueden no parecer obvios como neumonía, a algunos adultos mayores se les diagnostica más tarde, lo que empeora la afección en cuestión.

Sin embargo, también se pueden experimentar los síntomas habituales de la neumonía:

- La tos que produce flemas es una de ellas (mocos)

- Fiebre, sudoración o escalofríos son todos síntomas.

- Malestar en el pecho que empeora al respirar o toser.

- Redness -Emociones de agotamiento o cansancio.

- Falta de aire que ocurre al realizar actividades típicas o incluso mientras descansa

- Respiración rápida

- Los bebés pueden parecer asintomáticos, pero pueden vomitar, estar cansados o tener dificultad para beber o comer.

- Los niños menores de cinco años pueden tener respiración rápida o sibilancias.

Cuándo consultar a un médico

Como la neumonía puede empeorar rápidamente en grupos de mayor riesgo, como niños pequeños y ancianos, es necesario detectar la afección lo antes posible.

Algunas de estas señales pueden requerir atención inmediata:

- dificultades para respirar
- Tono azulado en tu cara, uñas o labios.
- Dolores en el pecho
- Temperatura corporal anormal*(significativamente más bajo o más alto de lo habitual)*
- Cambios en el estado funcional.

Antes de experimentar este tipo de emergencias, es vital identificar la clínica u hospital más cercano, antes de que llegue el momento de necesidad. Esto ayudará en la logística de último momento que potencialmente puede salvarle la vida.

Sección 6

Tipos de neumonía

Hay varias formas de describir la neumonía; podemos hablar de las zonas de los pulmones afectadas y del tipo de microbio que provocó la infección. También podemos hablar de la forma en que una persona contrajo neumonía, lo que nos dice mucho sobre el tipo de microbio que pudo haberla causado y el tipo de camino que puede seguir la enfermedad.

Éstos son algunos de los tipos comunes de neumonía:

- **La comunidad adquirió neumonía:**Esto se refiere a la neumonía que comenzó en la comunidad y no en un hospital o entorno institucional.

- **Neumonía adquirida en el hospital:** Se refiere a la neumonía que se desarrolló en un hospital, secundaria al motivo del ingreso. También tiene que ser al menos 48 horas después del ingreso, ya que la neumonía que se desarrolla dentro de las 48 horas probablemente provenga de un microbio atrapado en la comunidad. Las personas en los hospitales suelen estar muy cerca de otras personas que no se encuentran bien y pueden tener un sistema inmunológico comprometido debido a enfermedades existentes. Por lo tanto, pueden estar más expuestos a ciertos tipos de virus y bacterias mientras están en el hospital, incluidos algunos que son más difíciles de tratar con antibióticos.

- **Neumonía adquirida por ventilador:** También conocida como neumonía asociada a ventilador, la neumonía adquirida por ventilador es un tipo de neumonía adquirida en el hospital que ocurre cuando las personas son entubadas y ventiladas mecánicamente en la unidad de cuidados intensivos de un hospital. Esto significa que tienen un tubo en la garganta conectado a una máquina que les ayuda a respirar o respirar por ellos. Las personas que reciben respiradores en cuidados intensivos ya no se encuentran bien, por lo que desarrollar neumonía adquirida por respiradores como complicación secundaria puede ser muy peligroso.

- **Neumonía por aspiración:** Este es un tipo de neumonía que se desarrolla como resultado de la entrada de alimentos, líquidos o contenidos del estómago a los pulmones. Suele ocurrir en personas que padecen afecciones que provocan la pérdida del reflejo nauseoso o de la tos. A veces esto sucede después de un derrame cerebral, una lesión cerebral o una demencia avanzada. Las sondas nasogástricas desalojadas o mal colocadas también son una causa de neumonía por aspiración. Cuando los alimentos y los líquidos ingresan a los pulmones, irritan y obstruyen las delicadas vías respiratorias, introduciendo millones de microbios en los pulmones. La neumonía por aspiración es más común en el lóbulo inferior del pulmón derecho, ya que la anatomía de las vías respiratorias significa que es más probable que se inhalen sólidos y líquidos en esa dirección.

- **Neumonía "andante" o "atípica":** A veces, las personas padecen una forma más leve de neumonía y no enferman gravemente; es posible que puedan continuar con sus actividades normales pero se sientan un poco mal. Las personas pueden sentir que los síntomas son demasiado leves para consultar a un médico y obtener un diagnóstico adecuado, por lo que la neumonía "andante" puede ser más común de lo que creemos.

Sección 7
Factores de riesgo de neumonía

Algunas personas corren más riesgo que otras, y conocer sus factores de riesgo puede ayudarle a tomar decisiones saludables para evitar enfermedades graves. Los factores de riesgo comunes incluyen:

- **Tener una condición preexistente:** Las condiciones de salud existentes que afectan los pulmones, como la enfermedad pulmonar obstructiva crónica (EPOC), el asma o la insuficiencia cardíaca, pueden aumentar las posibilidades de que una persona desarrolle neumonía.

- **Un sistema inmunológico debilitado:** Algunos medicamentos, en particular los que se administran contra el cáncer o las enfermedades autoinmunes, alteran el sistema inmunológico y dificultan la lucha contra las infecciones. Algunas enfermedades afectan directamente al sistema inmunológico, como el SIDA.

- **Edad:**Los niños pequeños y la población de edad avanzada tienen más probabilidades de desarrollar neumonía y complicaciones relacionadas.

- **De fumar:**Los fumadores tienen muchas más probabilidades de desarrollar neumonía y otros trastornos pulmonares. El humo de segunda mano es igualmente dañino y los niños que viven en casas donde la gente fuma tienen más probabilidades de contraer neumonía.

- **Disfagia:** La disfagia se refiere a la dificultad para tragar. Las personas con disfagia a menudo tienen un reflejo nauseoso y de tos reducido, lo que significa que los alimentos, los líquidos y todo tipo de microbios pueden ingresar a la tráquea y permanecer en los pulmones. Los grupos que pueden sufrir de disfagia incluyen personas con Enfermedad de Parkinson o avanzado demencia y personas que han tenido un ataque.

- **Lesiones de la médula espinal:** Aparte de las posibles dificultades para tragar, las personas con lesiones graves de la médula espinal pueden depender de ventilación mecánica y tener problemas complejos.traqueotomía (un tubo de respiración a través de la parte frontal de la garganta hasta la tráquea) necesidades de cuidados. También es posible que no puedan toser sin asistencia mecánica y, por lo tanto, les resulte más difícil limpiar sus pulmones.

- **Una enfermedad reciente**:Haber tenido una enfermedad reciente o estar decaído y mal en general puede significar que sea más difícil combatir otras enfermedades.

- **Beber demasiado alcohol o consumir drogas.** aumenta el riesgo de neumonía porque puede aspirar alimentos, bebidas o vómitos hacia los pulmones mientras está ebrio.

- **Desnutrición:** Aumenta las posibilidades de adquirir la afección y hacerla más grave, especialmente en niños pequeños y ancianos.

- El mal cuidado dental también puede ser una causa, especialmente si usas dentaduras postizas.

- Animales, productos químicos o toxinas ambientales: estar muy cerca de animales puede exponerte a excrementos infectados que terminan en el suelo. La neumonía también puede aumentar por la exposición a ciertas sustancias químicas y la contaminación.

Sección 8
Diagnóstico de neumonía

Por lo general, las investigaciones de neumonía comienzan cuando alguien acude a su médico o al hospital con síntomas de una infección respiratoria (generalmente dificultad para respirar, dolor en el pecho, tos y malestar general). El médico le preguntará sobre su historial médico, en particular los factores de riesgo y la exposición, y los síntomas que está experimentando.

El médico necesitará escuchar los sonidos de su respiración, por lo que utilizará un estetoscopio colocado en algunos lugares diferentes de su pecho y espalda. El médico también puede usar un oxímetro de pulso, que es un dispositivo que se coloca en la punta del dedo, para medir la cantidad de oxígeno en la sangre.

Una radiografía de tórax es una de las mejores herramientas utilizadas para diagnosticar y planificar el tratamiento de la neumonía, ya que permite al médico visualizar la cantidad de inflamación y líquido en los pulmones, y exactamente dónde se encuentran. Una radiografía también puede mostrar si hay acumulaciones más grandes de líquido dentro o alrededor de los pulmones. Si su tos es "productiva" (si está tosiendo flema), se debe tomar una muestra para intentar descubrir el tipo específico de microbio que causa la infección.

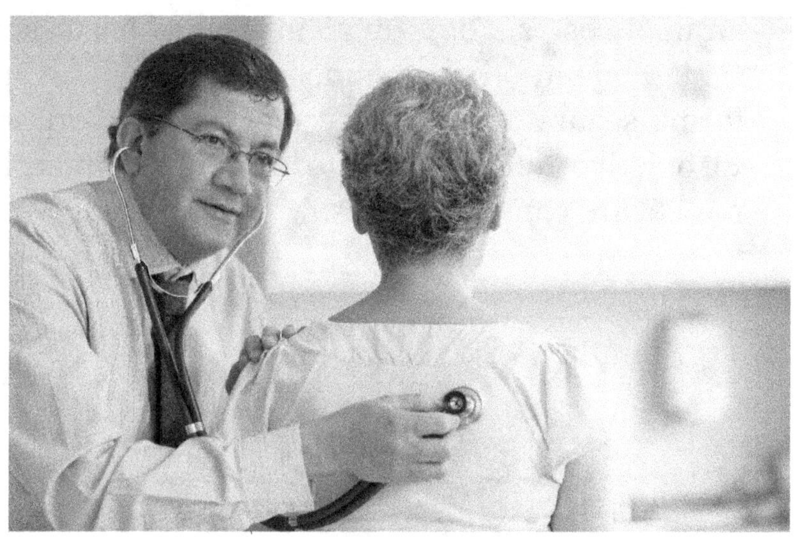

Sección 9

Tratamiento para la neumonía

El tratamiento para la neumonía cambia según la gravedad de la enfermedad. En la mayoría de los casos, la neumonía se puede tratar descansando lo suficiente. No sólo eso, también se recetan antibióticos si hay una infección bacteriana. Generalmente, beber muchos líquidos es una forma segura de rejuvenecer el sistema corporal. El objetivo del tratamiento es curar la infección para evitar complicaciones.

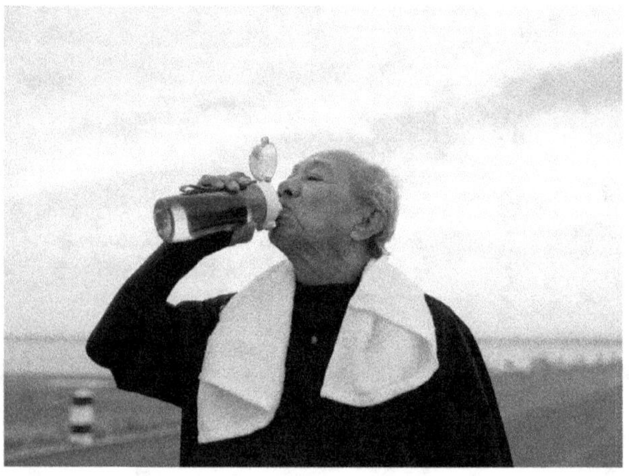

Los casos leves de neumonía, especialmente en personas sin factores de riesgo importantes, pueden tratarse en casa, pero deben ser evaluados por un médico. Ver a un médico significa que puede recetar antibióticos si cree que es probable que se trate de neumonía bacteriana. El reposo, los líquidos, los antibióticos y los tratamientos sencillos de venta libre para el dolor y la fiebre pueden ser suficientes para tratar los casos leves de neumonía.

Para casos más graves de neumonía, con dolor en el pecho, dificultades para respirar y donde la persona se enferma gravemente, será necesario un ingreso hospitalario. A veces, las personas con neumonía leve pero que corren el riesgo de enfermarse gravemente y no pueden curar la infección en casa (personas que toman medicamentos para suprimir el sistema inmunológico, por ejemplo) pueden ser ingresadas en el hospital antes de que se sientan gravemente enfermas.

En el hospital, el tratamiento para la neumonía probablemente consistirá en fuertes antibióticos intravenosos (IV), líquidos intravenosos y posiblemente oxígeno a través de una mascarilla o un tubo que se coloca en las fosas nasales. También se tomarán los signos vitales periódicamente para controlar su progreso. Esto incluirá medir su presión arterial, temperatura, niveles de oxígeno, frecuencia cardíaca y frecuencia respiratoria.

La mayoría de las personas pueden controlar los síntomas de tos y fiebre de la siguiente manera:

- Medicamentos para bajar la fiebre.
- Beber líquidos para aflojar y hacer subir la flema.
- Beber bebidas calientes, tomar baños calientes y usar un humidificador para abrir las vías respiratorias y facilitar la respiración.
- Evitar el humo
- Estar descansado

En algunos casos, se le pueden administrar líquidos y antibióticos por vía intravenosa, además de oxigenoterapia como ayuda.

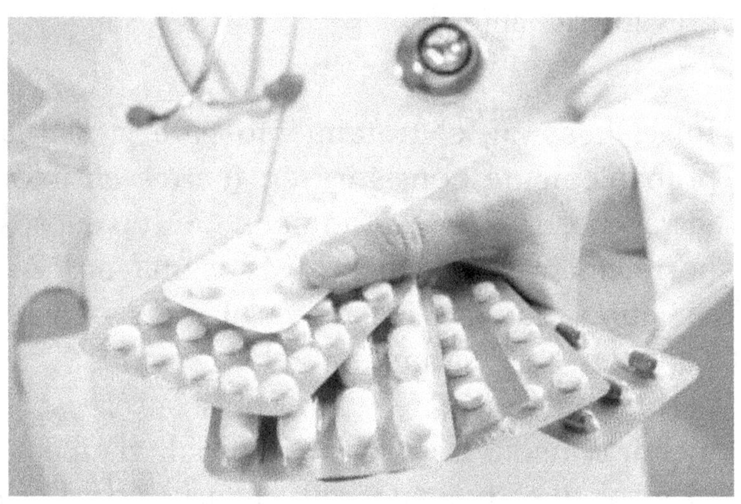

Sección 10

Manejo de la neumonía

El manejo de la neumonía es diferente para cada persona, según la causa subyacente y su estado de salud. Algunos casos de neumonía se pueden tratar en casa, mientras que otros necesitarán ingreso hospitalario.

- **Manejo de la neumonía en casa:**Los casos menos graves de neumonía se pueden tratar en casa. Mantener una posición erguida o ligeramente inclinada puede ayudar a mantener los pulmones limpios. Si experimenta dolor y fiebre, los medicamentos de venta libre pueden ayudar. Un médico también puede recetar tabletas de antibióticos si cree que es probable que se trate de una infección bacteriana. Si está controlando la neumonía en casa, es importante saber cuándo consultar a un médico u obtener ayuda más urgente, si tiene dificultad para respirar, somnolencia o dolor intenso.
- **Manejo de la neumonía en hospitales:** En un hospital, los profesionales sanitarios controlarán de cerca su temperatura, frecuencia respiratoria, niveles de oxígeno,

frecuencia cardíaca y presión arterial. Esto ayuda a guiar el tratamiento e identificar problemas tempranamente. Es posible que las personas con infecciones graves necesiten recibir líquidos y antibióticos por vía intravenosa (goteo). Se pueden tomar análisis de sangre y muestras de esputo para asegurarse de que los antibióticos se dirijan a los tipos correctos de microbios. Los médicos y enfermeras también pueden intentar identificar y controlar cualquier causa subyacente de esta neumonía, por ejemplo, una capacidad reducida para tragar. El tratamiento en hospitales significa que hay más opciones de tratamiento si la neumonía se vuelve más grave, como fisioterapeutas especializados que ayudan con ejercicios de respiración para limpiar los pulmones, ventiladores no invasivos y oxigenoterapia.

Sección 11

Complicaciones de la neumonía

La mayoría de las personas, especialmente aquellas que, para empezar, están razonablemente sanas, se recuperan de la neumonía sin complicaciones. Sin embargo, la neumonía puede ser una enfermedad grave y no siempre es fácil de tratar. La neumonía grave puede desencadenar otras afecciones graves como:

- **Septicemia:** Aquí es donde la respuesta inflamatoria del cuerpo a la infección afecta a varios sistemas de órganos. La función de los riñones, el corazón y los pulmones puede verse reducida. Alrededor del 20% de todas las muertes en el mundo son causadas por sepsis.

- **Abscesos en los pulmones:** Podría formarse una bolsa de pus infectado en el pulmón. Es posible que sea necesario drenar los abscesos más grandes.

- **Insuficiencia respiratoria:** Esto puede ocurrir si la función de los pulmones está tan reducida que el intercambio de gases no puede satisfacer la demanda del cuerpo. Las personas con insuficiencia respiratoria pueden enfermarse muy rápidamente y necesitar cuidados intensivos.

- **Derrame pleural:** Debido a la inflamación de los pulmones, se acumula líquido entre la pleura y la pared torácica. El derrame pleural puede provocar el colapso de los pulmones si no se trata adecuadamente.

- **Endocarditis/Pericarditis:** Debido a que la sangre circula a través de los músculos del corazón y el pericardio, existe un mayor riesgo de infección allí si hay bacteriemia.

- **Septicemia** (Septicemia es el nombre clínico para envenenamiento de la sangre por bacterias). Es una emergencia médica y necesita tratamiento médico urgente): Debido a que la bacteriemia puede ocurrir en la neumonía, puede provocar septicemia.

Sección 12

Prevención de la neumonía

La neumonía no siempre se puede prevenir, pero hay algunas medidas que podemos tomar para evitar enfermarnos y asegurarnos de que podamos recuperarnos lo más rápida y completamente posible cuando nos enfermemos. A continuación se presentan algunas formas preventivas:

- **Vacunación:** La vacuna es la primera línea de protección contra la neumonía. Hay varias vacunas disponibles para ayudar a prevenir la neumonía. Pneumovax 23 y Prevnar 13 Estas dos vacunas contra la neumonía ayudan a proteger contra la neumonía neumocócica y la meningitis. Su médico podrá aconsejarle qué opción es mejor para usted. Prevnar 13 actúa contra 13 tipos diferentes de bacterias neumocócicas. Para quienes han tenido un trasplante de médula ósea, las vacunas contra la neumonía no previenen todos los casos de la enfermedad, según el Instituto Nacional del Corazón, los Pulmones y la Sangre.

- **Dejar de fumar:** Dejar de fumar es una de las mejores cosas que puedes hacer por todos los aspectos de tu salud y la de las personas que te rodean. Fumar provoca directamente enfermedades pulmonares graves y perjudica las defensas naturales del sistema respiratorio.

- **Observe buenas normas de higiene:** Lavarse las manos, usar y desechar rápidamente pañuelos desechables y evitar mezclarse con personas enfermas puede ayudar a reducir nuestras posibilidades de desarrollar neumonía. Si todo el mundo sigue unas normas básicas de higiene, los riesgos de transmitir tos y resfriados se pueden reducir considerablemente.

- **Mantenerse sano:** No siempre podemos evitar contraer tos o una infección respiratoria, pero sí en general seguimos un estilo de vida saludable para tratar de mantener una base de buena salud, es menos probable que nos enfermamos gravemente.

- **Gestionar las condiciones existentes:** Si tiene factores de riesgo específicos de neumonía, es importante controlarlos lo mejor posible. Mantener un buen control de afecciones como el asma o la insuficiencia cardíaca y asistir regularmente a citas para el tratamiento de enfermedades crónicas puede ayudar a prevenir complicaciones adicionales.

-   **Manténgase al día con las vacunas:** A las personas con mayor riesgo de desarrollar neumonía se les recomienda recibir vacunas estacionales. Estas incluyen la vacuna contra la gripe y la vacuna neumocócica, que protege contra un tipo de bacteria que comúnmente causa neumonía.

-   **Mantenerse bien y recibir la atención adecuada:** Las personas con mayor riesgo de contraer o desarrollar complicaciones graves por neumonía suelen ser aquellas que ya padecen otras enfermedades. Es importante llevar un estilo de vida saludable, someterse a exámenes médicos periódicos y asegurarse de estar sano en general.